COURS

DE THÉRAPEUTIQUE

ET DE

MATIÈRE MÉDICALE

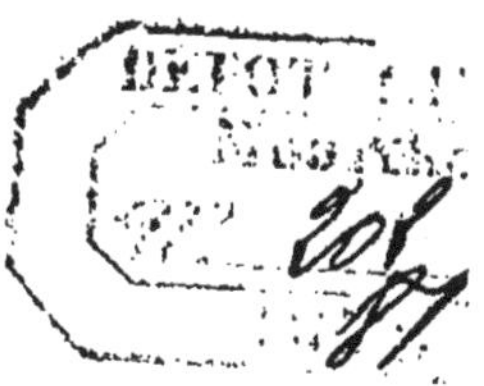

CLASSIFICATION THÉRAPEUTIQUE

NANCY

IMPRIMERIE BERGER-LEVRAULT ET Cie

11, rue Jean-Lamour, 11

1881

COURS

DE THÉRAPEUTIQUE

ET DE

MATIÈRE MÉDICALE

CLASSIFICATION THÉRAPEUTIQUE

NANCY

IMPRIMERIE BERGER-LEVRAULT ET Cie

11, rue Jean-Lamour, 11

1881

CLASSIFICATION THÉRAPEUTIQUE.

Iʳᵉ CLASSE.

Médications générales.

A. Médications excitotrophiques.

1º Médication reconstituante.

Chlorure de sodium.
Chlorure de calcium cristallisé.
Phosphate de calcium.
Phosphate de sodium.
Pyrophosphate de fer citro-ammoniacal.
Huile de foie de morue.
Lait.
Koumis.
Peptones.

2º Médication tonique.

Quinquina.
Quinium.
Eucalyptus globulus.
Absinthe.
Houblon.
Écorce de saule.

Gentiane.
Colombo.
Quassia amara.
Angusture vraie.
Noix vomique.
Simarouba.
Rhubarbe.
Feuilles de noyer.
Marronnier d'Inde.
Petite centaurée.
Fumeterre.
Ményanthe.
Cascarille.
Paullinia.

B. Médications altérantes.

3° Médication atrophique.

Mercure.
Sublimé.
Proto-iodure de mercure.
Acide arsénieux.
Arsénite de potassium, liqueur de Fowler.
Arséniate de sodium, liqueur de Pearson.
Arséniate d'antimoine.
Tartre stibié.
Nitrate d'argent.
Acétate neutre de plomb.
Chlorure de baryum.
Chlorure d'or et de sodium.
Hydrogène sulfuré.
Eaux minérales hydrosulfurées.

4° Médication dénutritive.

Iode.
Iodure de potassium.
Bicarbonate de sodium.
Eaux minérales alcalines.
Acétate de potassium.
Arnica.
Coca.

5° Médication éliminatoire.

Salsepareille.
Saponaire.
Douce-amère.
Lobélie enflée.
Gaïac.
Sassafras.
Jaborandi.
Aconit, aconitine.
Ciguë.
Bardane.
Polygala de Virginie.

IIe CLASSE.

Médications spéciales.

———

A. Médications de l'appareil circulatoire.

a) *Médications locales.*

6° Médication antiphlogistique.

Saignée.
Sangsues.
Ventouses.

7° Médication hémostatique.

Perchlorure de fer, liqueur de Piazza.
Persulfate de fer, eau de Monsel.
Tannin.
Colophane.
Créosote.
Ergotine de Bonjean, d'Yvon.
Eau de Pagliari.
— de Binelli ou de Brochieri.
— de Tisserand.
— de Léchelle.
— de Freppel.
Solution de brome.
Eau chaude.
Électro-puncture.

b) *Médications généralisées.*

8° Médication hémo-globulique.

Fer métallique, fer réduit.
Fer dialysé.
Carbonate ferreux.
Lactate ferreux.
Tartrate ferrico-potassique.
Sulfate ferreux.
Citrate de fer ammoniacal.
Iodure ferreux.
Teinture de Bestucheff.
Carbonate manganeux.
Eaux minérales ferrugineuses et manganésiennes.
Hypophosphite de sodium.
   — de calcium.
   — de manganèse.
   — de quinine.
Chlorure de potassium.
Bicarbonate de potassium.
Huile de foie de morue.
Transfusion du sang.

9° Médication anhémo-globulique.

Acide hydrocyanique médicinal.
Eau de laurier-cerise.
Hydrogène sulfuré.
Eaux minérales hydrosulfurées.
Acide arsénieux.
Arséniate de soude.

10° Médication plastique.

Élixir acide de Haller.
Eau de Rabel.
Élixir vitriolique de Mynsicht.
Alun.
Sucre de Saturne (acét. neutre de plomb).
Tannin.
Ratanhia.
Cachou.
Kino.
Monésia.
Bistorte.
Tormentille.
Feuilles de ronce.
Mûrier noir.
Roses de Provins.
Feuilles de noyer.
Grande consoude.
Térébenthine, essence de térébenthine.
Bourgeons de sapin.
Uva ursi.
Raifort sauvage.
Cochléaria.
Créosote.
Électro-puncture.

11° Médication fluidifiante.

Bicarbonate de sodium.
Eaux minérales alcalines.
Nitrate de potassium.
Bicarbonate de potassium.

Iodure de potassium.
Chlorhydrate d'ammoniaque.
Sublimé.
Proto-iodure de mercure.
Calomel.
Tartre stibié.

12° Médication excitohémique.

Fleurs de soufre lavées.
Soufre précipité.
Sirop sulfureux de Colomer.
— de Crosnier.
Sulfureux Pouillet.
Eaux minérales sulfurées sodiques.
Iodure de potassium.
Hypophosphite de manganèse.
— de quinine.
Ammoniaque liquide.
Sesquicarbonate d'ammonium.
Phosphate d'ammonium.
Succinate d'ammonium.
Sel volatil de corne de cerf.
Éther sulfurique rectifié.
Nitrite d'amyle.
Alcool, vins.
Opium, sels de morphine.
Élixir parégorique.
Camphre.
Asa fœtida.
Valériane.
Cannelle de Ceylan.
Menthe poivrée.

Mélisse.
Huile de cajeput.
Lavande officinale.
Fleurs de tilleul.
— d'oranger.
Camomille romaine.
Millefeuille.
Gingembre.
Poivre noir.
Boldo.
Thé de Chine.
Musc.
Castoréum.

13° Médication oligohémique.

Bromure de potassium.
Acétate neutre de plomb.
Chlorure de baryum.
Belladone, atropine.
Ergot de seigle, ergotine.
Digitale, digitaline.
Ipécacuana.
Aconit, aconitine.
Térébenthine.

14° Médication antipyrétique.

Bicarbonate de sodium.
Tartre stibié.
Sulfate de quinine.
Veratrum viride.
Vératrine.
Digitale, digitaline.

Scille.
Chlorhydrate de propylamine.
Acide salicylique.
Salicylate de soude.
Alcool.
Acide phénique.
Aconit, aconitine.
Ciguë, conicine.
Acide cyanhydrique médicinal.
Cyanure de zinc.
Affusions froides.
Lavements froids.
Bains froids.

14° Médication tempérante.

Orange.
Citron.
Citrate de sodium.
Bitartrate de potasse.
Petit lait.
Acide citrique.
   — tartrique.
   — acétique.
Sirop de cerises.
   — de groseilles.
   — de framboises.

16° Médication antipériodique.

Quinium.
Bisulfate de quinine.
Bromhydrate neutre de quinine.
Sulfate de cinchonine.

Acide arsénieux.
Arséniate de soude.

17° Médication antizymotique.

Oxygène.
Iode.
Permanganate de potasse.
Calomel.
Alcool.
Acide phénique.
Résorcine.
Acide salicylique.
Créosote.
Chlorate de potassium.
Sulfite de chaux.
Hyposulfite de soude.
Chlorhydrate de quinine.

B. Médications des appareils nerveux et musculaire.

a) *Médications locales.*

18° Médication excito-nervine périphérique.

Ammoniaque liquide.
Farine de moutarde noire, Rigollot.
Vésicatoires.
Éther.
Strychnine en inoculations.
Lotions et douches d'eau froide.
Bains froids.

Bains de mer.
Bains et douches de vapeur.
Bains très-chauds.
Enveloppement de vinaigre chaud.
Cautérisation ponctuée.
Urtication.
Flagellation.
Métallothérapie.
Courants induits.

19ᵘ Médication sédativo-nervine périphérique.

Chloroforme.
Iodoforme.
Chloral.
Croton-chloral.
Bromure de potassium.
Cyanure de potassium.
Eau de chaux seconde.
Belladone et atropine.
Aconitine.
Vératrine.
Opium et les sels de morphine.
Laudanum.
Safran.
Essence de térébenthine.
Bain tiède.
Acide carbonique.
Oxyde de carbone.
Aimants.

20° **Médication anesthésique locale.**

Glace.
Pulvérisation d'éther rectifié.
    —   d'éther et sulfure de carbone.
    —   de bromure d'éthyle.
    —   de bichlorure de méthylène.

b) *Médications généralisées.*

21° **Médication excito-nervine générale.**

Phosphore.
Phosphure de zinc.
Arnica.
Vins.
Coca.
Thé.
Café.
Lotions et douches froides.
Bains froids.
Électricité, courants continus.

22° **Médication sédativo-nervine générale.**

Oxyde de zinc.
Lactate de zinc.
Cyanure de zinc.
Acide arsénieux.
Arséniate de soude.
Nitrate d'argent.
Sulfate de cuivre ammoniacal.

Iodoforme.
Chlorhydrate de propylamine.
Chloral.
Opium.
Morphine et sels.
Codéine et sels.
Narcéine et sels.
Vératrine.
Aconitine.
Pavot blanc.
Pavot noir.
Lactucarium.
Laitue officinale.
Chanvre indien.
Stramoine.
Jusquiame.
Ciguë, coniine.
Belladone.
Atropine, sels.
Gelsernium.
Valériane.
Lavande.
Essence de néroli.
Acide cyanhydrique médicinal.
Laurier-cerise.
Amandes amères.
Bains tièdes.

23ᵒ Médication excito-cérébrale.

Phosphore.
Hypophosphites.
Mélisse.

Safran.
Poivre cubèbe.
Coca.
Camphre.
Thé.
Café.
Musc.
Anis.
Vanille.
Menthe.
Vins mousseux.

24° Médication sédativo-cérébrale.

Bromure de potassium.
Sulfate de quinine.
Bromhydrate neutre de quinine.
Bromure de camphre.
Belladone, atropine et sels.
Jusquiame, hyoscyamine.

25° Médication hypnotique.

Chloral.
Opium.
Chlorhydrate de morphine.
Codéine.
Narcéine.
Houblon.

26° Médication excito-nervine médullaire.

Coque du Levant.
Picrotoxine.

Noix vomique.
Sels de strychnine.
Fausse angusture.
Sels de brucine.

27° Médication sédativo-nervine médullaire.

Bromure de potassium.
    —   de camphre.
Bromhydrate de quinine
Nitrate d'argent.
Fève de Calabar, éserine.
Nitrite d'amyle.
Essence de térébenthine.

28° Médication anesthésique générale.

Protoxyde d'azote.
Éther.
Chloroforme.

29° Médication excito-myosique.

Chlorure de potassium.
Bicarbonate de potassium.
Tartrate ferrico-potassique.
Tartre stibié.
Digitale.
Quinquina, sels de quinine.
Belladone, atropine et sels.
Duboisia, duboisine.
Ergot de seigle, ergotine.
Café.
Alcool.

Électricité induite.
Bain électrique.
Gymnastique.

30° Médication sédativo-myosique.

Sulfocyanure de potassium.
Cyanure de zinc.
Thiosinamine.
Ipécacuana.
Vératrine.
Chanvre indien.
Fève de Calabar, ésérine.
Ésérine bromée.
Tabac, nicotine.
Curare.
Bains tièdes prolongés.

C. MÉDICATIONS DE L'APPAREIL GASTRO-INTESTINAL.

a) *Médications locales.*

31° Médication antitoxique.

Protoxyde de fer hydraté.
Blanc d'œufs, lait.
Sulfure de fer.
Magnésie blanche.
— carbonatée.
Essence de térébenthine.

32° Médication antiacide.

Carbonate de chaux.
Eau de chaux seconde.
Eaux minérales bicarbonatées sodiques.
Pastilles de Vichy.
Lactates alcalins.

33° Médication absorbante.

Oxyde de zinc.
Phosphate de chaux.
Sous-nitrate de bismuth.
Charbon de Belloc.

34° Médication digestive.

Acide hydrochlorique.
Pepsine.
Pancréatine.
Papaïne.
Malt.
Asa fœtida.
Sirop d'écorce d'oranges.
Bière, vins.
Anis.
Menthe poivrée.
Mélisse.
Absinthe.
Gingembre.
Rhubarbe.
Gentiane.
Quassia amara.
Racine de Colombo.

35° **Médication vomitive**.

Tartre stibié.
Sulfate de cuivre.
— de zinc.
Apomorphine.
Ipécacuana.
Eau tiède.

36° **Médication purgative**.

Soufre.
Tartre stibié en lavage.
Magnésie carbonatée.
Citrate de magnésium.
Sulfate de magnésium, eaux minérales.
Sulfate de sodium, eaux minérales.
Phosphate de sodium.
Tartrate borico-potassique.
Calomel.
Croton tiglium.
Coloquinte.
Scammonée.
Jalap.
Gomme-gutte.
Aloës.
Podophylle.
Ricin.
Séné.
Nerprun.
Manne.
Casse.
Tamarin.

Mercuriale.
Miel.
Huile d'olives.
Moutarde blanche.

37° Médication anticathartique.

Sous-nitrate de bismuth.
Phosphate de calcium.
Oxyde de zinc.
Acétate neutre de plomb.
Manne.
Opium.
Thériaque.
Blanc d'œufs.

38° Médication émolliente.

Émulsion d'amandes.
Gomme arabique.
Orge.
Chiendent.
Riz.
Fucus.

39° Médication astringente.

Alun.
Acétate neutre de plomb.
Tannin.
Acide gallique.
Cachou.
Kino.
Monésia.
Noyer commun.

40º Médication carminative.

Asa fœtida.
Valériane.
Anis.
Fenouil.
Cumin.
Mélisse.
Lavande.

41º Médication parasiticide.

Calomel.
Essence de térébenthine.
Kousso.
Kamala.
Mussena.
Saoria.
Tatzé.
Écorce de racine de grenadier.
Tannate de Pelletiérine.
Fougère mâle.
Semence de courge.
Mousse de Corse.
Semen-contra, santonine.
Ail.

42º Médication antiseptique.

Sulfate ferreux.
Alun.
Permanganate de potasse.
Borax.

Benzoate de sodium.
Camphre.
Chloral.
Acide phénique.
Acide salicylique.

b) *Médications généralisées.*

43° Médication sialagogue.

Calomel.
Iodure de potassium.
Jaborandi.

44° Médication antisialagogue.

Chlorate de potasse.
Belladone, atropine.

45° Médication cholagogue.

Bicarbonate de sodium.
—   de potassium.
Eaux minérales alcalines.
Calomel, sublimé.
Podophyllin.
Aloës.
Evonymin.
Juglandin.
Sanguinarin.
Phytolaccin.

D. Médications de l'appareil respiratoire.

a) *Médications locales.*

46° Médication sternutatoire.

Asarum.
Tabac.
Poivre.
Acide acétique cristallisé.

47° Médication antiseptique.

Permanganate de potassium.
Eaux minérales hydrosulfurées.
Benzoate de sodium.
Acide phénique.
Eucalyptol.

48° Médication fluidifiante antidiphtéritique.

Eau de chaux seconde.
Sulfure de sodium.
Eaux sulfureuses sodiques.
Acide lactique.
Pepsine.

b) *Médications généralisées.*

49° Médication errhine.

Iodure de potassium.

50° Médication catarrhale.

Chlorure ammonique.
Soufre.
Sulfure de sodium.
Eaux minérales sulfurées sodiques.
Kermès minéral.
Soufre doré d'antimoine.
Scille.
Jaborandi.
Polygala senega.
Violette.
Ipécacuana.
Tussilage.
Lichen d'Islande.
Réglisse.

51° Médication anticatarrhale.

Acétate neutre de plomb.
Goudron végétal.
Baume de Tolu.
— du Pérou.
— de la Mecque.
Bourgeons de sapin.
Térébenthine.
Gomme ammoniaque.
Eucalyptus globulus.
Benjoin.

52° Médication excito-pneumique.

Oxygène.
Air comprimé.

53º Médication sédativo-pneumique.

Préparations arsenicales.
Asa fœtida.
Eau de laurier-cerise.
Iodure d'éthyle.
Stramoine.
Aconitine.
Ciguë.
Protoxyde d'azote.
Air raréfié.

E. Médications de l'appareil cutané.

a) *Médications locales.*

54º Médication lubrifiante.

Huile d'amandes douces.
Pâte d'amandes.
Beurre.
Axonge cérat.
Glycérine.
Vaseline.
Beurre de cacao.

55º Médication siccative.

Poudre de riz.
— d'amidon.
Oxyde de zinc.

56° Médication dissolvante.

Ammoniaque liquide.
Bains alcalins.
Savons.
Trisulfure de potassium.

57° Médication obturante.

Collodion riciné.
Teinture de benjoin.

57° Médication rubéfiante irritante.

Ammoniaque liquide.
Moutarde noire.
Lotions vinaigrées.
Thapsia.
Papier Fayard et Blayn.
Papier Wlinsy.
Poix de Bourgogne.
Essence de térébenthine.
Acide chrysophanique.

59° Médication phlegmasique.

Ammoniaque liquide.
Coton iodé.
Pommade stibiée.
Emplâtre vésicatoire, cantharides.
Huile de croton.
Marteau de Mayor.

60ᵒ Médication caustique.

Acide sulfurique.
— nitrique.
— chlorhydrique.
— chromique.
— acétique.
— arsénieux, poudre de frère Côme.
Potasse.
Chaux, caustique de Vienne.
Chlorure d'antimoine.
Chlorure d'antimoine et de zinc, pâte de Can-
quoin.
Chlorure de zinc.
Sublimé corrosif.
Nitrate acide de mercure.
Nitrate d'argent.
Sulfate de cuivre.
Créosote.

61ᵒ Médication émolliente.

Graine de lin.
Racine de guimauve.
Fécule de pomme de terre.
Amidon.

62ᵒ Médication maturative.

Onguent de la Mère.
Poix noire.
Graine de lin, cataplasmes.

63° Médication cicatrisante.

Sulfure de carbone.
Iodoforme.
Alcool.
Glycérine.
Myrrhe.
Styrax.
Onguent digestif (térébenthine).

64° Médication résolutive.

Chlorure de calcium.
Chlorure de sodium.
Oxyde rouge de mercure.
Alcoolature d'arnica.
Gomme ammoniaque.
Alcool.
    —   camphré.
Massage.

65° Médication astringente.

Alun.
Noix de galle.
Tannin.
Fleurs de tan.
Rose de Provins.
Ratanhia.
Bistorte.

66° Médication antiseptique.

Sulfate d'aluminium.
Sulfite de magnésium.
    —   —   et de zinc.
Eau de Mentel (sulf. d'alum., benjoin).
Sulfate ferreux.
Permanganate de potasse.
Hypochlorite de sodium.
Acide sulfureux.
    — phénique, catgut.
    — thymique.
    — salicylique.
Alcool.

67° Médication parasiticide.

Sulfure de calcium liquide.
Pommade d'Helmerich.
Poudre de Pihorel.
Sublimé.
Turbith minéral.
Pétrole.
Huile de cade.
Essence de térébenthine.
Acide phénique.
Coaltar.
Pyrèthre du Caucase.
Baume du Pérou
Essence de lavande.

68° Médication pilaire.

Sulfate de quinine.
Chlorhydrate de pilocarpine.
Rhum.
Chlorure de sodium.

69° Médication épilatoire.

Sulfure sulfuré de calcium.
Rusma (orpiment et chaux).
Épilation à la pince.
—   à la calotte.

b) *Médications généralisées.*

70° Médication sudorifique.

Acétate d'ammonium.
Carbonate d'ammonium.
Soufre.
Eaux minérales sulfurées sodiques.
Jaborandi, pilocarpine.
Opium.
Gaïac.
Sassafras.
Sureau.
Bains de vapeur.
Bain d'air chaud.
Chaux vive que l'on hydrate.
Maillot humide.

71⁰ Médication antisudorifique.

Phosphate tribasique de calcium.
Acétate neutre de plomb.
Sulfate d'atropine.
Tannin.
Agaric blanc.

F. Médications de l'appareil urinaire.

a) *Médications locales.*

72⁰ Médication lithotriptique.

Carbonate de potassium.

73⁰ Médication dilatatrice.

Bougies.
Bougies après pression d'eau.
Laminaria digitala.

b) *Médications généralisées.*

74⁰ Médication diurétique.

Nitrate de potassium.
Acétate de potassium.
Bicarbonate de potassium.
Borax.
Lait.
Alcool.

Scille.
Digitale.
Spirée ulmaire.

75° Médication anurétique.

Valériane.
Opium.
Sels de morphine.

76° Médication anticatarrhale.

Uva ursi.
Stigmates de maïs.
Bucchu.

77° Médication antilithique.

Bicarbonate de sodium.
Eaux minérales alcalines.
Citrate de sodium.
Biborate de sodium.
Carbonate de lithium.
Bicarbonate de potassium.
Acide benzoïque.
Benzoate de sodium.

G. MÉDICATIONS DE L'APPAREIL GÉNITAL.

a) *Médications locales.*

78° Médication anticatarrhale.

Sulfate de zinc.
Nitrate d'argent.

Oxyde de zinc.
Tannin.
Fleurs de tan.

79° Médication oxytocique.

Belladone.
Douches chaudes.
Grands bains.
Faradisation.

80° Médication anesthésique.

Oxyde de carbone.
Acide carbonique.

81° Médication antizymotique.

Subliné.
Calomel.
Acide salicylique.
—   phénique.

b) *Médications généralisées.*

82° Médication aphrodisiaque.

Phosphore.
Cantharides.
Coca.

83º Médication anaphrodisiaque.

Arséniate de soude.
Lupulin.
Castoréum.
Monobromure de camphre.

84º Médication emménagogue.

Sulfure de carbone.
Apiol.
Rue.
Sabine.
Arnica.
Safran.
Absinthe.
Armoise.

85º Médication ecbolique.

Seigle ergoté.
Ergotine.

86º Médication anticatarrhale.

Copahu.
Santal.
Matico.
Cubèbe.
Térébenthine citriodore.

II. Médications de l'appareil mammaire.

a) *Médications locales.*

87⁰ Médication érectile.

Alcool.
Teinture d'armoise.

88° Médication cicatrisante.

Teinture de benjoin.
Ratanhia.
Bout de sein artificiel.

b) *Médications généralisées.*

89⁰ Médication laiteuse.

Fenouil.
Anis.
Bière.
Vins mousseux.

90⁰ Médication antilaiteuse.

Feuilles de noyer.
Sulfate d'atropine.

Nancy, impr. Berger-Levrault et Cie

NANCY. — IMPRIMERIE BERGER-LEVRAULT ET Cie.

www.ingramcontent.com/pod-product-compliance
Ingram Content Group UK Ltd.
Pitfield, Milton Keynes, MK11 3LW, UK
UKHW021149140726
13695UKWH00005B/2022